Dieta Vegetariana

I0135869

Una guía para comidas rápidas y sabrosas sin carne
proporciona recetas fáciles de seguir para un
estilo de vida basado en plantas

Victor-Manuel Sacristan

TABLA DE CONTENIDOS

Capítulo 1: Antes De Las Competiciones, Los Culturistas Consumen

Existen numerosos métodos que utilizan los culturistas para lograr una delgadez extrema para las competiciones. Se adhieren a una dieta típica rica en proteínas. carbohidratos moderados y baja en grasas. Cuando un espectáculo está cerca, ellos reducen su consumo de calorías de todas las fuentes progresivamente semana a semana para finalmente lograr una grasa corporal de un solo dígito, conocida como forma de competición .

empezar a hacer dieta

Cuando un culturista elige un concurso para competir, comienza una dieta de 2 2 a 20 semanas antes del espectáculo; esto depende de la cantidad de grasa corporal que se requiere perder. En promedio, un culturista intentará perder de 2 a 2 libras de grasa mientras conserva la mayor cantidad de masa muscular posible. Un culturista puede permitirse el lujo de perder alrededor de 2 libra de músculo por cada 6 libras de grasa corporal que pierde. Estirar la dieta por un tiempo lo suficientemente largo ayuda a los culturistas a tener que hacer una dieta de choque con el fin de reducir una gran cantidad de grasa en un corto período de tiempo.

Paso 2: Reducir drásticamente la ingesta de carbohidratos

Para cuando decide que es hora de cambiar su meta principal de construir músculo a la construcción de definición muscular para estar preparado para la competición, debe disminuir su consumo de carbohidratos día a día a 0.10 gramos por libra de peso corporal. Esto parece drástico, pero tendrá que disminuir aún más a medida que se acerca la fecha del concurso.

Exactamente una semana antes de la competencia, el consumo de carbohidratos debe reducirse aún más. Esto se puede lograr consumiendo 2 taza de vegetales por comida. Aparte de esto, sólo debe obtener carbohidratos de fuentes simples de carbohidratos, como cereales y azúcares procesados, pero mantenerlo a sólo unos 20-6 0 gramos después de un entrenamiento.

Normalmente esto sería considerado drenante y deficiente de nutrientes, pero lo necesitará para agotar el glucógeno que tienen sus músculos. El glucógeno es lo que su cuerpo usa para almacenar los carbohidratos que provienen de todo lo que come, desde dulces y frutas hasta papas y pan.

The primary purpose of glycogen depletion is to enhance fat metabolism. Sin glucógeno, su cuerpo en su lugar recurrirá a la utilización de grasa para energía. La eliminación de los niveles de glucógeno también resultará en menos retención de agua en los músculos. Cuando aumenta su consumo de carbohidratos más tarde, sus músculos tendrán la capacidad de mantener más glucógeno y agua que antes, lo que a su vez aumentará su tamaño.

Las posibles vidas de Mr. Vegano postureta

El teléfono sigue sonando, pero no te precipites. Antes de cogerlo necesitas leer estas lineas. Te mentí, como sé te dije que ser un vegano poser es lo más grande, lo cual es cierto. Sin embargo, no dura eternamente. Tenía que haberte advertido antes, pero te vi tan entusiasmado que no quería que perdieras la motivación así que decidí posponerlo y bueno, ya casi en los créditos finales, te lo confieso: Sí, ser vegano postureta no es para siempre, principalmente porque él propio fenómeno postureta lo impide. Cuando ya has pronunciado las palabras mágicas tantas veces comienzan a perder su efecto, la gente de tu alrededor ya ha aprendido a vivir con tus discursos y ya poco puedes hacer para presumir. Has hecho y documentado un sin fin de actos relacionados con el veganismo: adoptar un animal, hacer voluntariado, activismo, comer en los sitios más chulos y cocinar todo lo cocinable. Ya estás cansado de posturear.

Han colgado. El viaje durante estas lineas ha sido interesante pero te quedan muchas cosas que vivir. Se que leerás las diferentes vidas, pero solo podrás vivir una con **Mr. Vegano**, así que piénsate bien de quién quieres que sea la llamada. En tus manos está decidir no solo a la chica con la que compartir sus días sino también la dirección que tome su veganismo postureta. Debes elegir entre la omnívora Ivy y su intelecto, la flexivegana Violet y su vitalidad, y la vegana Iris y su comportamiento errático.

¿Ya lo has decidido? Piensa que esta decisión marcará su vida pero también la tuya, porque al fin y al cabo en un universo casi infinito de múltiples dimensiones es posible que en una de ellas estés ante la misma vicisitud. ¿Has decidido ya? Ok, perfecto. Pues a qué esperas, coge el teléfono y marca su número.

Capítulo 2: Paso Dos: Hold The Necessities

No es absolutamente necesaria una despensa grande provista de una gran cantidad de ingredientes y alimentos envasados. Solo necesita sentarse y considerar las cosas que son realmente esenciales para usted. Si no horneas tan a menudo, por ejemplo, no te molestes en comprar suministros para hornear hasta que realmente los necesites.

Si eres el tipo de persona que ama el cereal y come unos cuantos tazones al día, tal vez quieras guardar paquetes de leche de nueces, leche de soja, leche de arroz y cereal extra en tu despensa para que no tengas que ir corriendo a la tienda todos los días.

Una vez que averigües lo que necesitas y cuáles son tus preferencias alimenticias, puedes empezar a comprar cosas para poner en tu despensa. Si no te tomas el tiempo extra para pensar en lo que necesitas, terminarás comprando cosas que no comerás. Por lo tanto, la comida se desperdiciará. Solo abastecerse de las necesidades, y si necesita artículos adicionales, puede comprarlos según sea necesario.

Capítulo 3: Conclusión

La transición a una dieta vegana puede ser un poco abrumadora. Además, muchas personas que deciden volverse veganas no parecen saber cómo implementar su decisión.

Una dieta vegana significa que no usa ningún producto de origen animal, incluida la carne, ya sea de res, pollo o pescado, y productos lácteos como la leche y la mantequilla. Tampoco se permiten huevos, que para muchas personas es un alimento básico para el desayuno. Puede ser muy restrictivo y, por eso, muchas personas optan por no seguir el veganismo. Sin embargo, la dieta vegana puede ser extremadamente gratificante si se sigue correctamente y con dedicación.

En este libro, has visto algunas recetas que te ayudarán a seguir la dieta cetogénica vegana incluso cuando todo lo que quieras es una hamburguesa con queso doble con tocino. Saber preparar la comida es una gran ventaja a la hora de intentar resistir las tentaciones relacionadas con la dieta.

El veganismo reduce el riesgo de diabetes tipo 8 y enfermedades cardíacas. En el veganismo, puedes revertir gran parte del daño causado por los alimentos con efectos nocivos para la salud, disminuyendo e incluso eliminando por completo el riesgo de estas enfermedades. También ayuda a revertir los accidentes cerebrovasculares, las enfermedades cardiovasculares, el exceso de colesterol, la presión arterial alta y el cáncer.

Después de todo, puedes perder peso. La dieta cetogénica vegana se centra realmente en alimentos frescos y saludables, con toneladas de nutrientes. Es fácil comer en exceso cuando su dieta incluye productos de origen animal y es mucho más difícil hacerlo con una dieta vegana.

Con el veganismo, muestras compasión por el planeta y otras criaturas vivientes. Esto puede o no ser un factor decisivo para ti, porque el veganismo ayuda al planeta de muchas maneras diferentes. Para empezar, reduce su huella de carbono y su impacto en el cambio climático. Se ha dicho que hasta el 10 2

% de la contaminación provocada por el hombre proviene de la industria cárnica y láctea (depende de la fuente). Esto no solo afectará a los humanos en el futuro, sino también a la fauna de manera significativa. Incluso los animales se verán afectados. Las empresas han hecho un trabajo fantástico al retratar a los animales de granja como alegres, pero la realidad es bastante diferente.

Capítulo 4: Qué alimentos debo consumir para mantener mi peso:

Finalmente me he tomado el tiempo de escribir los consejos y alimentos que utilizo en mis almuerzos. Te proporcionaré un rico y variado menú de desayuno que satisfará tu paladar y te ayudará a perder peso.

Me di a la tarea de anotar toda mi semana los desayunos, ahora, antes de empezar, les quiero dejar bien, bien en claro, yo no soy nutrióloga, yo no soy doctora, yo no tengo conocimiento de absolutamente nada de eso, por lo que solo les daré los consejos que en mi parecer me han funcionado para mantener un lindo cuerpo y saludable, las proporciones que consumo son a mi gusto y considerando que me sienta satisfecha a la hora de comer.

Quiero aclararles que estas son las comidas que a mi me han servido para bajar de peso o para mantenerme en esta pérdida de peso.

Te quiero decir que hace casi tres años yo me sometí a una cirugía de manga gástrica con la cual bajé más de 10 0 kilos, mi peso antes de la cirugía era de 2 20 kilos.

Imagine por un momento que he estado aprendiendo gradualmente sobre todos estos desayunos a lo largo de mi pérdida de peso.

Comidas que obviamente nosotros como mexicanas nos encanta como el queso, el chile, cositas que de repente dicen no las puedes comer.

Aquí les dejo 6 desayunos saludables que a mí me han ayudado o a perder peso o a mantenerme en el peso en el que soy.

Capítulo 5: La Cocina Vegana Como Base

Cocinar platos que sean veganos, pero a los que se les puedan añadir ingredientes no veganos después de haberlos elaborado, es una buena forma de gestionar la relación con tu acompañante. Como recomendación, podemos sugerirte que utilices caldo de verduras como base en lugar de carne de vaca o pollo. También puedes recurrir a una salsa de "cashews" en lugar de utilizar leche o una crema muy pesada.

Cocina sopas, guisados, curry, pastas y platos con arroz que sean veganos en sí mismos, pero a los que luego tu pareja les pueda agregar carne o lácteos una vez que ya estén cocidos. De esta manera, podrán mantener la conexión que muchas parejas obtienen al cenar juntos sin imponer restricciones dietéticas al otro.

Otra opción es sugerirle a tu ser amado que la cena en casa sea siempre vegana. Por lo general, las parejas suelen cenar juntas, ya que durante el día están en sus respectivos trabajos. Quizá puedas pedirle a tu pareja que al mediodía ingiera alimentos no veganos para poder disfrutar de una cena vegana contigo. Puedes explicarle los beneficios vinculados a la salud que obtendría al implementar una comida 2 00 % vegana al menos una vez al día.

Uno de los beneficios de cocinar juntos una cena vegana cada noche es que el vínculo entre ustedes se hará más sólido. Podrán compartir un momento agradable mientras comentan los acontecimientos del día, y también serán conscientes de la cocina que consumirán. Es también una buena oportunidad para experimentar con nuevas recetas, planear actividades que quieran hacer en el futuro y reírse para aliviar tensiones.

La alimentación vegana no implica dejar de ingerir platos sabrosos, que además son saludables y respetuosos del medio ambiente. Es posible que tu pareja todavía tenga dudas y crea que comer comida vegana contigo será una experiencia tediosa. A continuación, ofrecemos sugerencias sobre los productos que deben estar en tu refrigerador para que ambos disfruten comidas deliciosas, suculentas y nutritivas.

Capítulo 6: "The China Study": La Relación Entre La Proteína Animal Y El Cancer

el consumo de caseína está directamente relacionado con la aparición del cáncer, en particular con el cáncer de mama y de próstata, dada la carga estrogénica de la leche, como he comentado anteriormente. El profesor Campbell demuestra a través de estadísticas inequívocas derivadas de estudios específicos que la aparición del cáncer comienza con el consumo del 2 2 por ciento de proteína animal. 7 Los investigadores pudieron inducir o suprimir el cáncer en animales al aumentar o disminuir la proteína animal, según corresponda.

Como evidencia estadísticamente significativa, la proteína vegetal no tuvo este efecto. "El Estudio de China" 8 es la investigación nutricional más extensa jamás realizada. Este estudio exhaustivo de 6 0 años, decenas de miles de sujetos, revela una serie de hechos y cifras que no pueden ni deben ser ignorados. Este estudio fue apoyado por el Instituto Americano para la Investigación del Cáncer la Academia China de Medicina Preventiva y el Instituto Nacional de Salud de los EEUU

Otros investigadores y estudios han demostrado la relación entre el consumo de alimentos procesados y refinados, especialmente de lácteos y grasas saturadas procedentes de la carne animal, con la incidencia de obesidad, diabetes, enfermedades cardiovasculares, arterioesclerosis, hipertensión, y otras enfermedades de las llamadas "de la civilización". Como dato de interés, la universidad de Harvard, institución reputada y respetada en todo el mundo, ha retirado recientemente los lácteos de su lista de alimentos saludables.[20-22] Considero que estos no son datos aislados o casos puntuales. Constituyen una gran mayoría. A la hora de recomendar los lácteos como opción saludable y fuente de calcio y proteínas, los organismos oficiales deberían dar mayor peso a estos datos y dejar de priorizar los intereses de las grandes multinacionales por encima de la salud de la población. Por lo tanto, y dados los datos y hechos demostrados, soy de la opinión de que no tiene sentido alguno seguir consumiendo productos de origen animal, especialmente lácteos, dado que una dieta equilibrada basada en plantas puede aportar todos los nutrientes esenciales para el mantenimiento de una salud óptima. Los posibles y dudosos beneficios de los productos lácteos son insignificantes comparados con el daño potencial que pueden causar en el organismo humano.

Con respecto a dichos posibles beneficios, que gran parte de la población cree necesarios, la cuestión que surge es: ¿si los lácteos no son beneficiosos, de donde obtener el calcio? Esta es una pregunta que se plantean las personas que desean eliminarlos de su dieta, o adoptar la dieta vegetariana estricta, o vegana, así como aquellos que dudan de que esta manera de alimentarse sea adecuada y nutricionalmente completa. Al igual que ocurre con el calcio, una parte importante de la población sigue asociando las proteínas y otros nutrientes, como el hierro, el zinc y los omegas, exclusivamente al consumo de productos de origen animal. Afortunadamente, la concienciación sobre la alimentación natural y la prevención cada vez se extiende más entre la gente, y las personas buscan ya con más frecuencia una solución a sus problemas de salud que no implique medicarse de por vida. Así, la alimentación basada en vegetales está cobrando popularidad, y los mitos sobre esta forma de vida y sobre el veganismo en general van desapareciendo según se descubren sus beneficios por experiencia propia.

Batido De Mango

Ingredientes

2 mango, pelado y picado

2 plátano pelado

6 cucharadas. Yogur

2 cucharadita. miel

2 /2 cucharadita. canela

8 cubitos de hielo

Agregue los ingredientes a la licuadora uno a la vez y haga puré hasta que quede suave.

27

Yogur de coco con semillas de Chia

Ingredientes:

2 taza de yogur de coco normal

1 taza de yogur de fresa y coco

1 taza de crema de coco

2 cucharada de puré de tofu suave

2 cucharada de extracto de fresa

6 cucharadas de azúcar moreno

Preparación:

Combine los ingredientes en una licuadora durante 6 0-8 0 segundos, hasta que la quede mezcla suave. Dejar reposar en la nevera durante una hora antes de servir.

Batido de almendras

Ingredientes:

2 taza de fresas

1 taza de almendras molidas

2 cucharadita de extracto de almendra

2 taza de leche de almendras

2 taza de leche de soja

1 taza de puré de tofu

2 cucharadita de canela

Preparación:

1. Combinar los ingredientes en una licuadora y mezclar bien durante 60 segundos.
2. Puede añadir un puñado de cubitos de hielo, pero esto es opcional.
3. Servir frío y guardar en la nevera.

Almendras crujientes deliciosasIngredientes:

½ taza de almendras enteras

2 cucharada de azúcar

2 taza de yogur de coco, estilo griego

1 taza de arándanos congelados

Preparación:

1. Combinar los ingredientes en una licuadora y mezclar durante 60 segundos.
2. Vierta la mezcla en un vaso alto y dejar en el congelador durante una hora aproximadamente.

With Tofu And Fried Vegetables

Ingredientes:

2 tomate pequeño

4 pimientos rojos medianos

sal al gusto

2 cucharada de aceite de oliva

1 taza de tofu suave

2 cebolla pequeña

2 zanahoria pequeña

Preparación:

1. Lave y seque las verduras con papel de cocina.
2. Cortar en rodajas finas o tiras.
3. Calentar el aceite de oliva a una temperatura media y freír las verduras durante unos 20 minutos, mezclando constantemente.
4. Añadir sal y mezclar bien.
5. Debe esperar hasta que las verduras se ablanden, y a continuación, añadir el tofu suave.
6. Mezclar bien. Freír durante otros 5 a 10 minutos.
7. Retirar del fuego y servir.

Barras De Caramel

Ingredientes:

25 taza de leche de almendras

4 cucharadas de azúcar morena

spray para cocinar

2 taza de copos de avena

6 cucharadas de polvo de cacao natural

6 cucharadas de mantequilla de maní

Preparación:

1. Las barritas de proteína de chocolate son muy fáciles de preparar.

2. Son sanas y sabrosas al mismo tiempo.
3. Mezclar los ingredientes hasta obtener una masa ligeramente pegajosa.
4. Tenga paciencia - esto podría tomar algún tiempo.
5. Utilice recipientes para tabletas de chocolate y ligeramente rociarlas con spray para hornear.
6. Elija siempre sprays para cocinar sin grasa para preparar estas barritas de chocolate.
7. Divida la mezcla en ocho partes iguales y rellene los recipientes.
8. Deje en el refrigerador durante la noche. Si lo desea, puede espolvorear un poco de azúcar moreno sobre sus barras de chocolate.

Puré De Patata, Brócoli Y Legumbres

Los ingredientes

Pimienta negra

1 tazas de brócoli

Leche materna

1 tazas de papas

1/2   tazas de guisantes congelados

Preparación

1. Quita la piel de las papas y córtalas en pedazos, pon el brócoli y las papas en una cesta humeante durante unos 15 a 20 minutos.
2. Agrega los guisantes en los últimos 5 a 10 minutos. Después de que todas las verduras se hayan ablandado, transfiere a un tazón y haz un puré.
3. Sírvelo así como está o con leche materna adicional, si prefieres puedes diluirlo un poco más para tu bebé.

Pudín Nocturno De Arándanos Y Almendras

4 cucharada jugo de limon

4 cucharaditas polvo de glucomanano
Opcional: ½ cdta. extracto de vainilla
Opcional: ½ cdta. canela

2 taza de almendras crudas (sin sal)

1 taza de semillas de lino

½ taza de arándanos congelados 6 tazas de agua

MÉTODO:

1. Pon las almendras y las semillas de lino en un tazón mediano resistente al calor.
2. Pon a hervir las 1-5 tazas de agua, luego viértela sobre las almendras y las semillas de lino.
3. Agregue el polvo de glucomanano y el jugo de limón, así como los ingredientes opcionales, si lo desea.
4. Coloque la mezcla de almendras caliente en una licuadora resistente al calor y procese hasta que todos los ingredientes se combinen en una mezcla suave.
5. Agregue los arándanos y vierta la mezcla en un frasco de conservas o en un recipiente hermético.
6. Deje reposar durante unos 25 a 30 minutos para que se enfríe.

7. Selle el frasco o recipiente una vez que la mezcla esté fría y refrigere por unas horas o hasta la mañana siguiente antes de servir.

8. ¡Sirva el budín para el desayuno o como un refrigerio sin culpa y disfrute!

9. Consumir dentro de los 5-10 días, o almacenar en el congelador por un máximo de 60 a 70 días y descongelar en el refrigerador antes de servir.

postres vegetarianos

Ingredientes:

¼ taza de cacao en polvo para hornear

1 taza de aceite vegetal

1 cucharadita de polvo de hornear

2 taza de harina blanca

2 taza de harina de trigo integral

2 taza de agua

2 taza de azúcar Moreno

2 cucharadita de sal

2 cucharadita de extracto de vainilla

Opcional: 1 - 2 taza de nueces picadas, 1 - 2 taza de chispas de chocolate

Instrucciones:

1. Rociar una bandeja de hornear de 9x15 con spray de cocina antiadherente.
2. Combine la harina, el agua, el azúcar moreno y la sal.
3. .
4. Agregue el extracto de vainilla, el polvo de coco, el aceite vegetal y el polvo de hornear con una cuchara de madera.
5. Esparcir uniformemente en la bandeja de hornear y hornear a 450 durante unos 50 a 55 minutos, hasta que un palillo insertado en los lados salga limpio

Curry Con Garbanzos, Coliflor Y Patata Coco

Ingredientes:

4 tazas de coliflor

2 patata mediana

2 zanahoria mediana

2 tomate grande

1/2   de taza de leche de coco

2 taza de agua

2 lata (2 9 oz.) de garbanzos

2 pimiento rojo

2 cucharadita de garam masala

2   cucharada de aceite de oliva virgen extra ligero

2   cucharada de jengibre fresco

2   cucharadita de comino molido

1   cucharadita de cúrcuma

1-2   cucharadita de pimienta de cayena

Sal al gusto

Direcciones:s:

1. En una cacerola antiadherente, calentar aceite de oliva ligero a fuego medio.
2. Mezclar el jengibre y saltear durante unos minutos.
3. Añadir el comino, la cúrcuma y la cayena y remover durante otro minuto.

4. Cocer la coliflor, la patata y la zanahoria durante unos minutos añadiendo unas cucharaditas de agua si es necesario para que no se peguen.
5. Cocer en el tomate durante más minutos Verter la leche de coco y el agua e incorporar los garbanzos. Llevar a un suave hervor.
6. Seleccionar el fuego a medio-bajo, tapar y cocer a fuego lento durante 15 a 20 minutos, removiendo de vez en cuando.
7. Añada la pimienta roja, el garam masala y algunas cucharadas de agua si la mezcla parece demasiado seca.
8. Tapar y seguir cocinando a fuego lento durante 20 minutos más.
9. Sazonar con sal y servir caliente.

Batido De Chocolate Con Menta

Ingredientes:

2 plátano pequeño congelado

2 cucharadita de espirulina

1-2 tazas de agua

2 (2 oz.) cucharada de proteína de chocolate en polvo

1/2 de taza de hojas de menta fresca

2 taza de espinacas congeladas

Direcciones:

1. Mezclar todos los ingredientes y procesar a alta velocidad hasta que esté suave.

Rollitos De Col Con Sabor Mediterráneo

INGREDIENTES

- 1 pimiento grande, cortado en tiras finas y cortas
- 2 tomate mediano, cortado en dados
- 1/2 de taza de cebolla roja, cortada en medias lunas finas
- 2 aguacate mediano, en rodajas
- 8 hojas grandes de berza (kale, col verde), lavadas y secas
- 1 taza de hummus de coliflor
- 160 gr de pepino, cortado en tiras finas y cortas; ~1 pepino mediano

PREPARACIÓN

1. La parte más gruesa de los tallos de la berza se puede quitar con un cuchillo de pelar.

2. Es importante dejar al menos 20 cm de espacio entre las hojas de col y el humus de coliflor para que no gotee.

3. Coloca los pepinos, los pimientos, las cebollas rojas y los tomates antes de esparcir el aguacate por encima.

4. Todas las verduras deben estar colocadas perpendicularmente a la longitud de la hoja, a lo largo.

5. Empieza por el lado ancho de las hojas de berza al envolverlas.

6. Para hacer un burrito, primero dobla los extremos y luego envuélvelo.

7. CONSEJO: Debes enrollar en paralelo a la forma en que están cortadas y dispuestas las verduras.

8. Repite los pasos con el resto de los envoltorios de berza, colocando el lado de la costura hacia abajo al servir. ¡Disfruta!

Ensalada Rosa

Los Ingredientes Para Elaborar Este Plato Son

Pimiento.

- Media cebolla fresca cortada en rodajas.
- Pimientos del piquillo.
- Aceitunas negras y verdes.
- 400 g de judías.
- 8 zanahorias.
- 1-5 de remolacha.

Preparación:

1. La última receta es la deliciosa ensalada rosa.
2. Una preparación sencilla pero deliciosa.

3. El primer paso es cocer las patatas y las zanahorias (sin pelar) hirviéndolas en agua con un poco de sal.

4. Cuando estén listos, retirar el líquido de cocción y dejarlos enfriar un par de minutos.

5. Aparte, en un bol, cocer los guisantes hasta que estén completamente blandos.

6. A continuación, añade el ajo, el aceite de girasol y un chorrito de zumo de limón.

7. Una vez cocidas las zanahorias y las patatas, colócalas en un bol aparte y córtalas en trozos pequeños.

8. El resto de los ingredientes, como los pimientos, las aceitunas, las cebollas y los guisantes, también deben estar picados.

9. Añádelos al bol en el que pondrás las patatas y las zanahorias.

10. Mezcle todos los ingredientes que ha reunido. Si lo prefiere, añada una pizca de sal o sazone según sus preferencias.

11. Deja que se enfríe antes de servir.

12. Ya te habrás dado cuenta, hay una variedad que puedes obtener de cada una de estas opciones es suficiente para mantenerte comprometido.

13. Mientras estés allí descubrirás nuevas combinaciones de sabores.

14. Personalmente, aunque entré con cierto escepticismo, no ha pasado ni un mes y me he quedado completamente sorprendido por la infinidad de opciones y sabores que he encontrado durante mi viaje.

15. Sin duda, es un cambio bastante radical, pero imprescindible.

16.   Puede que al principio no estés del todo contento.

17.   Sin embargo, si demuestras que eres capaz de ejercer tu fuerza de voluntad, y tomas conciencia de la necesidad de cuidar tu cuerpo, acabarás (como yo) absolutamente maravillado con esta estrategia preventiva que nos ofrecen las dietas antiinflamatorias.

18.   La determinación y la dedicación a tu salud y bienestar son tus principales armas para tener éxito en este proceso de crecimiento y concienciación, así como aceptar toda la responsabilidad que está en tus manos.

19.   Debemos dejar de ignorarnos a nosotros mismos o de ceder a los placeres superficiales que nos ofrece nuestro mundo moderno.

20. La vida es inútil cuando la gastamos en hábitos poco saludables que disminuyen nuestras posibilidades de ser felices y disfrutar de una vida sana y plena.

Parrillada De Verduras

INGREDIENTES:

- 4 pimientos verdes
  250 g de champiñones
  2 tomate maduro
  Cebollino Aceite de oliva
  Vinagre de jerez
  Pimienta y sal 2 berenjena
  4 calabacines
  2 manojo de espárragos verdes
  2 pimiento rojo

1. La parrillada de verduras es uno de esos platos que sale en todas las dietas y es tan fácil de hacer como poner las verduras lavadas y cortadas en una plancha.

2. Pero eso no significa que no se le pueda dar un toque especial y sofisticado.

3. En nuestro caso, por ejemplo, la hemos acompañado con una sencilla vinagreta de tomate emulsionado, que está deliciosa y es súper fácil de hacer.

El resultado es una

Algas Y Hongos Wok De Seitán,

El seitán es un alimento de origen chino que tiene más de 600 años de antiguedad. los japoneses, sus habituales consumidores, lo llaman kofu. ¿de qué se trata? denominado también proteína vegetal, es la proteína del trigo integral: el gluten, que se encuentra en el embrión o germen del grano de trigo y es su parte más importante, de donde nacerá la nueva vida. se lo come de muchas y diversas maneras: aquí integra un wok con vegetales, hongos y arroz yamani.

INGREDIENTES

16 nueces peladas

8 cucharadas de salsa de soja

2 cucharadita de aceite de sésamo

2 1 taza de arroz yamani

8 1 tazas de agua

Algas kombu 2 puñado (10 0 gr.)

4 cucharadas de aceite 400 gr. seitán
Instrucciones

1. Cocinar la taza y media de arroz yamani en el triple de su volumen de agua durante unos 45 a 50 minutos.
2. Remojar las algas en agua caliente 6 0 minutos. cortar los vegetales en juliana y saltearlos en un wok con el aceite o caldo de verdura, moviéndolos con una espátula, para que se cocinen parejo, apenas unos minutos.
3. Sumar el seitán al wok cortado en tiras, los hongos las nueces, las algas escurridas y la salsa de soja y cocinar 5 a 10 minutos.
4. Agregar el aceite de sésamo y el arroz y mover la preparación para integrar los sabores.
5. Servir el wok de seitán, hongos y algas, con el arroz yamani y los vegetales salteados.

Pastel De Champiñones Y Queso Cheddar

Ingredientes:

100 ml de crema de leche.

2 ramito de cebolleta.

1/2   taza de semillas de sésamo blanco.

2 cda de nuez moscada.

Sal y pimienta al gusto.

2 masa para tarta.

800 g de champiñones.

4 cda de aceite de oliva.

400 g de queso cheddar.

4 huevos.

Preparación:

1. lavar y cortar finamente los champiñones, en láminas, saltearlos en aceite de oliva.
2. Dejar reposar para luego agregar los huevos, queso, la crema, nuez moscada, la sal y la pimienta.
3. Dejar enfriar en la nevera por unos diez minutos.
4. Luego extender la masa en un molde para tartas, colocar encima el relleno y doblar los bordes sobre este.

5. Luego sobre el relleno espolvorear las semillas de sésamo y la cebolleta picada.

6. Por último poner en el horno a una temperatura de 200° C por unos 60 minutos. Servir caliente.

Batido De Pera

Ingredientes

- 6 cucharadas. Yogur fresco

- 1 cucharadita. canela

- 8 cubos de hielo

- 6 peras

- 1 pulgada de jengibre fresco

1. Exprima poco a poco la pera, el jengibre y la canela juntos.
2. Transfiera a la licuadora y agregue el yogur y el hielo.

3. Mezclar hasta que esté suave.

Ensalada de mandarinas y pistachos

Tomates cherry

Semillas de cáñamo

Aliño al gusto

4 mandarinas

1 bolsa de rúcula

1 bolsa de canónigos

200 g de pistachos

1. Servimos en un gran bowl la rúcula y canónigo.
2. Se puede utilizar el tipo de hoja que más te guste.

3. Yo opto siempre por esta ya que las lechugas blancas tipo iceberg dan muchos gases

4. Añadimos los gajos de las mandarinas, los pistachos pelados y los tomates cherry.

5. Yo añado un buen puñado de semillas de cáñamo para darles un toque crujiente y una buena dosis de proteínas.

6. Y lo aliñamos al gusto.

7. A esta ensalada le va muy bien el aliño con mostaza antigua para contrarrestar el dulzor de las mandarinas.

Chutney Picante Elaborado Con Physalis Y Papaya.

Ingredientes

250 g de cebollas rojas 60 g de jengibre

2 ají verde

200 g de azúcar de caña

150 ml de vinagre de vino blanco

200 ml de jugo de manzana claro

700 g de mango firme 500 g de papaya verde 250 g de physalis

sal

pimienta

Pasos de preparación

1. Enjuague 6 frascos con tapón de rosca y las tapas con agua hirviendo y déjelos secar boca abajo sobre un paño de cocina.
2. Pela el mango.
3. Cortar la pulpa en aprox. Trozos finos de 2 cm de la piedra y luego dados.
4. Pelar la papaya y quitarle las semillas.
5. Corta la pulpa en trozos pequeños.
6. Retire el physalis de las pieles de pergamino.
7. Pelar las cebollas y cortarlas en cubos de 2 cm. Pelar el jengibre y cortar en cubos muy finos.
8. Lavar el ají y cortar en rodajas muy finas..
9. Derrita el azúcar en una cacerola grande a fuego medio y déjela dorar.

10.   Agregue la cebolla, el jengibre y el chile y desglasar inmediatamente con vinagre y jugo de manzana mientras revuelve.

11.   Cocine, revolviendo varias veces, hasta que el azúcar se haya disuelto.

12.   Agregue el resto de los ingredientes preparados y cocine a fuego lento durante 25 a 30 minutos, revolviendo ocasionalmente.

13.   Sazone al gusto con sal y pimienta.

14.   Vierta el chutney caliente en los frascos preparados y cierre las tapas.

15.   Deje reposar boca abajo durante 5 a 10 minutos, luego póngase de pie nuevamente.

Calabacín Marinado En Miel Y Menta

ingredientes

4 cucharadas de miel

4 cucharadas de aceite de oliva

1500 g de calabacín 6 tallos de menta

1 limón

sal

pimienta

Pasos de preparación

1. Lava la menta y agita para secar.
2. Arranque las hojas y pique en trozos grandes. Exprime el limón.

3. Mezcle 2 cucharadas de jugo de limón, miel y 2 cucharada de aceite con la menta.

4. Limpiar y lavar el calabacín, frotar y secar y cortar en diagonal en rodajas de aproximadamente 2 cm de grosor.

5. Calentar una sartén para grill y untar con el aceite restante.

6. Asa las rodajas de calabacín durante 5 a 10 minutos por cada lado.

7. Poner en un bol y sazonar con sal y pimienta.

8. Vierta la marinada sobre las rodajas de calabacín calientes, mezcle bien y deje reposar durante al menos 2 hora (marinar).

9. Sazone nuevamente al gusto antes de servir.

Tazón Casero De "Yogur" De Plátano

Ingredientes:

- 2 taza de leche de almendras sin endulzar

- Una pizca de sal marina

- 1 cucharadita de canela molida

- 4 plátanos medianos, en rodajas

- 8 cucharadas de semillas de chía molida

- 4 cucharadas de jugo de limón fresco

Instrucciones:

1. Batir las semillas de chía molidas y media taza de leche en un tazón y reservar.
2. Agregue todos los ingredientes, incluida la mezcla de semillas de chía, en una licuadora y mezcle hasta que quede suave.
3. Divida en 5-10 cuencos.
4. Cubra los cuencos
5. Refrigere hasta su uso.
6. Puede durar 4 días.

www.ingramcontent.com/pod-product-compliance
Lightning Source LLC
Chambersburg PA
CBHW070555030426
42337CB00016B/2507